Hämorrhoiden Behandlung

Hämorrhoiden loswerden durch die richtige Behandlung (inkl. Tipps zur Selbsthilfe bei Juckreiz und anderen akuten Beschwerden).

Navina W. Sommer

Mai 2018

Inhaltsverzeichnis

Einleitung

Viele Menschen leiden unter Beschwerden mit den Hämorrhoiden und trotz allem ist es in der Regel jedem Betroffenen unangenehm, mit diesen Beschwerden einen Arzt aufzusuchen. Es ist eine Erkrankung, über die nicht gerne gesprochen wird.

Warum diese Scham vor dem Gang zum Arzt unbegründet ist, was für Untersuchungs- und Therapiemöglichkeiten existieren und welche Selbsthilfemaßnahmen der jeweilige Betroffene einleiten kann, erfahren Sie in diesem Ratgeber.

Was sind Hämorrhoiden?

Die Hämorrhoiden gehören zu der Anatomie des Menschen dazu und sind etwas ganz Natürliches. Jeder Mensch besitzt von Geburt an Hämorrhoiden und sie sind daher nichts, wofür der Betroffene sich schämen müsste.

Die Hämorrhoiden sind ringförmig um den Darmausgang angeordnet und dienen dort als Schwellkörper. Durch die Hämorrhoiden führen viele Venen und Arterien, die ein dichtes Gefäßpolster am Enddarm bilden und für eine ausreichende Durchblutung sorgen.

Der Schließmuskel wird durch die Hämorrhoiden zusätzlich in seiner Funktion unterstützt. Selbst durch Belastungen (wie zum Beispiel beim Niesen, Husten oder Lachen) kann es durch die Hämorrhoiden nicht zu einem unkontrollierten Abgang von Stuhl kommen.

Die Hämorrhoiden sind nützlich und dienen dem Darm als zusätzliche Funktionsstütze. Erst wenn eine Hämorrhoide sich krankhaft vergrößert hat, verursacht sie Beschwerden.

Das Hämorrhoidalleiden

Wie entsteht eine krankhafte Vergrößerung der Hämorrhoiden?

Die Hämorrhoiden werden mit viel Blut versorgt. Durch eine Schwellung der Hämorrhoide kann es zu einem Blutstau kommen. Der entstandene Blutstau sorgt dafür, dass die Hämorrhoide anschwillt und Beschwerden auslöst.

Dieser Zustand wird in der Medizin als **Hämorrhoidalleiden** bezeichnet.

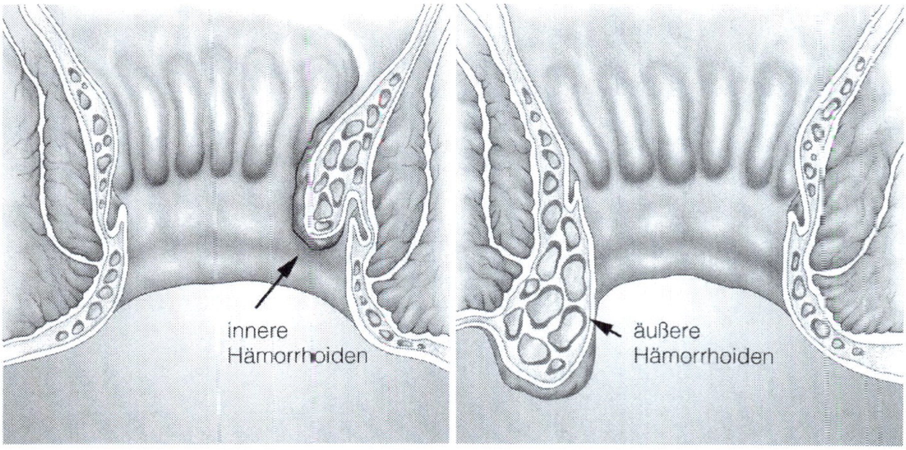

Diese Erkrankung ist weit verbreitet und wird in **vier Schweregrade** eingeteilt. Je nach Schweregrad gibt es verschiedene Untersuchungsmethoden und Therapieansätze.

Der 1. Grad

Er umschreibt die krankhafte Veränderung einer Hämorrhoide in der Anfangsphase. In der Regel sind die Hämorrhoiden in diesem Grad noch klein und zeigen eine kaum sichtbare Schwellung. Bei einer Untersuchung durch den Arzt sind sie nicht von außen sichtbar und lassen sich nur mithilfe einer speziellen Form der Diagnostik untersuchen. Mithilfe einer Proktoskopie (Untersuchung des Analkanals) wird der Enddarm untersucht, um die krankhafte Veränderung darstellen zu können.

Wenn der Betroffene unter einem Hämorrhoidalleiden Grad 1 leidet, hat er meist nur leichte Beschwerden.

Der 2. Grad

Die Hämorrhoiden haben sich etwas vergrößert und bereiten dem Betroffenen die ersten Beschwerden. Beim Stuhlgang tritt die Hämorrhoide nach außen hervor und zieht sich nach dem Stuhlgang wieder in den Analkanal zurück.

Der 3. Grad

Wenn der Betroffene auf der Toilette sitzt, fällt die Hämorrhoide beim Pressen vor die Afteröffnung.

In diesem Fall spricht der Mediziner von einem beginnenden Prolaps, einem sogenannten Vorfall. Die Hämorrhoide, die nach außen hervortritt, zieht sich nach Beendigung des Stuhlgangs nicht wieder von alleine in den Analkanal zurück.

Häufig müssen die Betroffenen die Hämorrhoide selbst mit dem Finger in den Darm zurückschieben.

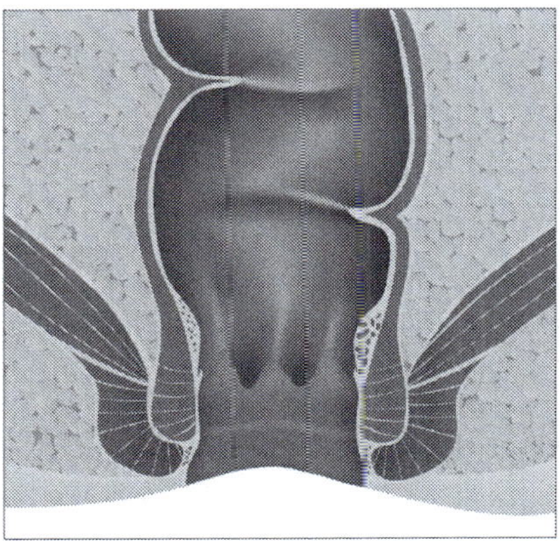

Hämorrhoiden 1. Grades

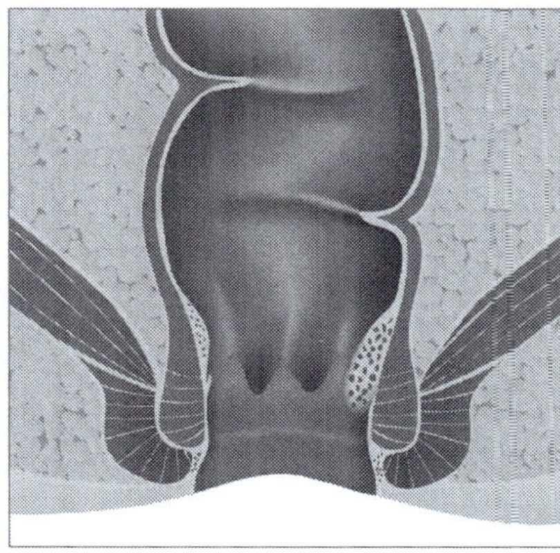

Hämorrhoiden 2. Grades

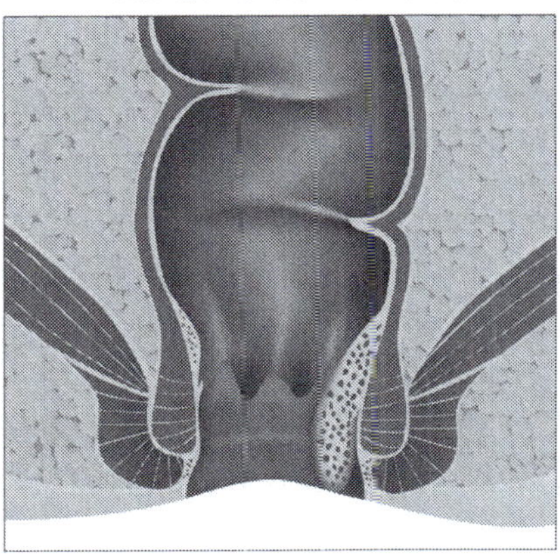

Hämorrhoiden 3. Grades

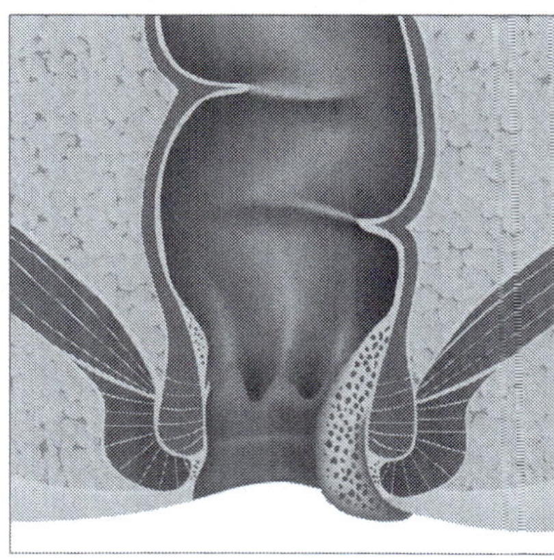

Hämorrhoiden 4. Grades

Der 4. Grad

Der vierte und somit auch letzte Grad beschreibt das endgültige Vortreten der Hämorrhoide vor de Afteröffnung. Die Hämorrhoide liegt ständig frei und kann nicht mehr mit dem Finger in den Darm zurückgeschoben werden.

Dadurch, dass die Hämorrhoide ständig sichtbar ist, ist sie anfälliger für etwaige Infektionen.

Die Symptome

Zu Beginn des Hämorrhoidalleidens entstehen meist keine Symptome. Die Afterschleimhaut ist schmerzunempfindlich und Veränderungen sind für den Betroffenen erst spät zu bemerken.

Die ersten Symptome zeigen sich, wenn die Hämorrhoide krankhaft vergrößert ist. Die drei Leitsymptome eines Hämorrhoidalleidens sind:

- **Nässen**
- **Jucken**
- **Brennen**

am Darmausgang.

Doch noch weitere Symptome können hinzukommen. Viele Betroffene berichten über **Darmentleerungsstörungen**. Diese äußern sich darin, dass der Betroffene das Gefühl hat, seinen Darm nicht richtig entleert zu haben.

Häufig werden **Blutauflagerungen** auf dem Stuhl beobachtet. Die Blutungen entstehen infolge einer Gefäßverletzung der Hämorrhoide. Besonders wenn der Betroffene unter Verstopfungen leidet, kommt es zu häufigen Blutungen der angeschwollenen Hämorrhoide. Der oftmals harte Stuhlgang verletzt die Gefäßwände und es kommt zu einer Blutung, die eine hellrote Farbe hat.

Der Analbereich juckt und kann durch eine Infektion nässen.

Häufig berichten die Betroffenen darüber, dass der Stuhlgang mit Schleim überzogen ist.

Durch die Schwellung kann es zu einem **Fremdkörpergefühl** im Analbereich kommen. Die Betroffenen berichten häufig auch von Schmerzen beim Sitzen, die durch die Schwellung hervorgerufen werden.

Bei einem Hämorrhoidalleiden im fortgeschrittenen Stadium (Grad 3 oder Grad 4) kann die Hämorrhoide in der Afteröffnung eingeklemmt werden und es entstehen starke Schmerzen beim Sitzen.

Die Ursachen

Die Entstehung eines Hämorrhoidalleidens hat viele Ursachen. Meist befindet sich der Betroffene in einer Art Teufelskreis und eine Ursache begünstigt die nächste Ursache für die Entstehung eines Hämorrhoidalleidens.

Folgende Dinge begünstigen das Entstehen eines Hämorrhoidalleidens:

- Verstopfungen
- das starke Pressen auf der Toilette
- eine ungesunde und ballaststoffarme Ernährung
- wenig körperliche Bewegung im Alltag
- eine mangelnde Flüssigkeitszufuhr
- eine angeborene Bindegewebsschwäche
- eine überwiegend sitzende Tätigkeit
- ein bestehendes Übergewicht
- eine Schwangerschaft

Ein Hämorrhoidalleiden kann außerdem auftreten bei:

Babys und Kindern:
Das Entstehen eines Hämorrhoidalleidens bei Kleinkindern ist eher selten. Meist wird es hervorgerufen durch das starke Pressen auf der Toilette oder vorliegende Verstopfungen.

Menschen, die eine Diät durchführen:
Durch eine falsche oder gar einseitige Ernährung kann ein Hämorrhoidalleiden entstehen. Es ist wichtig, dass die Diät ballaststoffreich ist.

Frauen während ihrer Menstruation:
Während der Monatsblutung kann es vermehrt zu Beschwerden kommen. Allerdings gibt es hierfür bisher keinen wissenschaftlichen Beweis.

Menschen, die bestimmte Sportarten ausüben:
Grundsätzlich verhindert eine vermehrte Bewegung das Entstehen eines Hämorrhoidalleidens. Doch gewisse Sportarten können die Entstehung begünstigen. Besonders Kraftsport kann zu einer Belastung für die Bauchmuskeln und den Beckenbodenbereich werden.

Außerdem sind Menschen, die unter starkem **Alltagsstress** leiden, stärker betroffen. Hierfür gibt es bisher allerdings keine wissenschaftlichen Beweise.

Hämorrhoidalleiden in der Schwangerschaft

Ein Hämorrhoidalleiden während der Schwangerschaft kommt häufig vor. Durch die Gewichtszunahme, die Ausschüttung verschiedener Hormone und den veränderten Druck auf den Beckenboden kommt es häufig zu einem Hämorrhoidalleiden. Die Gefäße werden leichter dehnbar und somit ist das Entstehen eines Hämorrhoidalleidens begünstigt.

Die Untersuchungsmethoden

Die meisten Betroffenen genieren sich vor dem Weg zum Arzt. Es ist die Angst vor der bevorstehenden Untersuchung und die unbegründete Scham.

In der Regel vertrauen die Betroffenen sich zu Beginn ihrem Hausarzt an, der dann zu einem Facharzt überweist.

Zu Beginn erfragt der Mediziner die Art, die Intensität und die Dauer der Symptome.

Infolge dessen wird der Enddarm durch eine rektale Untersuchung abgetastet. Der behandelnde Arzt untersucht mit seinem Finger den Analbereich und kann so bereits erste Veränderungen tasten.

Um die Diagnose des Hämorrhoidalleidens festigen zu können, wird eine Proktoskopie veranlasst. Diese Untersuchung wird von einem Gastroenterologen durchgeführt.

Die Vorbereitung einer Proktoskopie ist von Arzt zu Arzt unterschiedlich. Viele Mediziner raten zu einer vorherigen Darmentleerung. Sollte diese nicht spontan gelingen, gibt er dem Betroffenen ein Abführmittel.

Andere Mediziner wiederum untersuchen den Darm gerne, ohne vorher ein Abführmittel zu verabreichen, um die Darmschleimhaut nicht unnötig zu reizen.

Der Arzt führt ein kleines Gerät in den Enddarm ein, um Veränderungen und ein Hämorrhoidalleiden erkennen zu können. Diese Untersuchung ist in der Regel nicht schmerzhaft und dauert nur wenige Minuten.

Doch besonders wenn der Betroffene zuvor **Blutungen aus dem Analbereich** bemerkt hat, ist es wichtig andere Erkrankungen auszuschließen.

In der Regel wird der Facharzt nach der durchgeführten Untersuchung zu einer Koloskopie (Darmspiegelung) raten. Erst mittels dieser Diagnostik gelingt ein Ausschluss eines eventuellen Tumorleidens. Besonders eine Darmkrebserkrankung sorgt für Blutungen aus dem Analbereich.

Doch auch ein Morbus Crohn, eine chronische entzündliche Darmerkrankung muss ausgeschlossen werden. Bei dieser Erkrankung gibt es Entzündungsschübe, die den Darm befallen und für mehrfache Durchfälle sorgen.

Ein Reizdarmsyndrom ist die häufigste Darmstörung und entsteht in der Regel durch Stress, Allergien, Infektionen und falsche Ernährungsgewohnheiten.

Wenn alle diese Erkrankungen ausgeschlossen worden sind, kann der Mediziner mit einer gezielten Therapie beginnen.

Die Therapie

Nicht immer ist eine Therapie bei einem Hämorrhoidalleiden notwendig. Meist wird diese eingeleitet, wenn der Betroffene Beschwerden angibt oder das Hämorrhoidalleiden weit fortgeschritten ist.

Eine Therapie sollte immer von einem Arzt empfohlen und angeordnet werden, um zu verhindern, dass sich die Beschwerden verschlimmern.

Bei leichten Beschwerden können **Cremes**, **Analtampons**, **Zäpfchen** oder **Salben** eine Abhilfe schaffen. Diese können die Wundheilung fördern oder entzündungshemmend sein. Besonders Cremes, die Zink enthalten, eignen sich besonders gut, um eine Entzündung zu hemmen.

Die Wirksamkeit vieler Cremes oder Salben ist noch nicht ausreichend belegt.

Die meisten verschreiben Salben, die Lidocain enthalten. Dieser Wirkstoff betäubt die Darmschleimhaut und lindert die Beschwerden innerhalb kürzester Zeit.

Wenn die verordnete Therapie keine Erleichterung bringt, kann der Arzt auf andere therapeutische Ansätze zurückgreifen.

Besonders häufig wird die sogenannte **Sklerosierungstherapie** durchgeführt. Während einer Proktoskopie wird das betroffene Gewebe mit einem Medikament unterspritzt. Dieses Medikament sorgt dafür, dass das Gewebe schrumpft und sich zurückzieht. Dadurch, dass das Präparat direkt in die Gefäße eingebracht wird, werden diese kleiner und ziehen sich zurück.

Die krankhaft vergrößerte Hämorrhoide verkleinert sich im Verlauf und die Beschwerden werden spürbar gelindert. Allerdings ist diese Therapie nur bei einem Hämorrhoidalleiden des ersten oder zweiten Grades möglich.

Bei einem Hämorrhoidalleiden des dritten Grades wird in der Regel eine **Gummibandligatur** durchgeführt. Die angeschwollene Hämorrhoide wird mithilfe eines Gummibandes abgeschnürt. Dadurch ziehen sich die Blutgefäße zurück und die Hämorrhoide schwillt ab.

Bei einem Hämorrhoidalleiden des vierten Grades bleibt meist nur noch die **chirurgische Therapie**. Der Chirurg versucht, während eines operativen Eingriffes, die normalen Gegebenheiten wieder herzustellen. Meist wird diese Versorgung ambulant durchgeführt, bei schweren Verläufen ist allerdings der Aufenthalt in einem Krankenhaus von Nöten.

Die chirurgische Therapie kommt nur dann infrage, wenn die zuvor durchgeführte Therapie keinen Erfolg bringen konnte. Den operativen Eingriff bezeichnet man in der Medizin als **Hämorrhoidektomie**.

Nach der Operation hat der Betroffene in der Regel noch Schmerzen beim Sitzen oder beim Toilettengang. Diese Schmerzen sind meist vorübergehend und lassen sich gut mithilfe von Schmerzmitteln eindämmen.

Die Komplikationen einer Operation sind Nachblutungen oder eine Verengung des Darmausgangs. In seltenen Fällen kann es zu einer Abszessbildung oder einem Defizit des Schließmuskels kommen.

Selbsthilfe

Viele Betroffene helfen sich erst einmal selbst, bevor sie zu ihrem behandelnden Arzt gehen. Bei leichten Beschwerden, die nur kurze Zeit anhalten, ist das auch durchaus möglich.

Leichte Beschwerden können gut zu Hause versorgt werden. Man kann sich mit den folgenden Tipps nicht nur gut selbst behelfen, sondern sich vielleicht auch über ein ,,Wochenende“ retten, bevor man den Arzt aufsucht.

Sollten Blutungen oder Unwohlsein auftreten, ist natürlich auch am Wochenende unbedingt ein Arzt aufzusuchen.

Wichtig ist, dass die Ursache des Hämorrhoidalleidens mit einer Selbsttherapie nicht behoben wird. Im schlimmsten Fall kehren die Beschwerden immer wieder und das Hämorrhoidalleiden verschlimmert sich im Laufe der Zeit. Daher ist ein **Arztbesuch dringend anzuraten**, egal wie leicht die Symptome sind.

Ein leichtes Hämorrhoidalleiden oder leichte Beschwerden können gut mit Hilfe von Cremes, Salben oder Zäpfchen behandelt werden.
Nicht geeignet sind Cremes von zum Beispiel Nivea. Diese Salben enthalten Duftstoffe und reizen die Haut zusätzlich.

Auch Sitzbäder können die Beschwerden für eine kurze Zeit lindern. Besonders Kamille oder auch nur klares Wasser werden als wohltuend empfunden.

Verstopfung

Sollten wiederkehrende Verstopfungen Schuld daran sein, dass ein Hämorrhoidalleiden vorliegt, kann leicht Abhilfe geschafft werden. Bei Verstopfungen hilft vor allem Bewegung dabei, die Darmperistaltik zu fördern. Auch sportliche Betätigung wie schwimmen oder Fahrrad fahren bringen den Darm in Schwung und sorgen für eine bessere Verdauung.

Der Toilettengang

Der Aufenthalt auf der Toilette sollte nur so lange dauern bis Blase und Darm entleert sind. Wenn die Zeit deutlich in die Länge gezogen wird durch Zeitung lesen oder Surfen im Internet, lastet unnötig lange Druck auf dem Schließmuskel und dem Enddarm.

Des weiteren ist die Sitzposition, die auf der Toilette eingenommen wird, nicht optimal für die Darmentleerung. Eigentlich müsste der Mensch beim Toilettengang in der Hocke sitzen.
Hier gibt es praktische **medizinische Toilettenhocker**, auf denen man die Füße hoch stellen und so eine bessere Sitzposition erreichen kann. Diese Hocker gibt es aus Kunststoff in verschiedenen Farben oder in Holz zu kaufen.
Natürlich kann man auch jeden anderen Hocker verwenden, der ca. 20 Zentimeter hoch ist.
Zusätzlich wird der Oberkörper etwas nach vorne gebeugt, so dass ein 35 Grad - Winkel entsteht.

Besonders wer unter Verstopfung leidet wird von einem Toilettenhocker profitieren, da er den täglichen Stuhlgang sehr erleichtert.
Es muss weniger Druck ausgeübt werden und der Darm kann deutlich einfacher entleert werden.

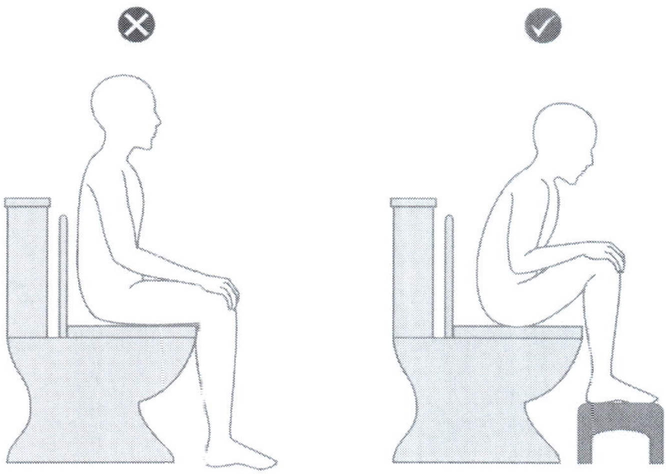

Ernährung

Ballaststoffe, Vollkornprodukte und Leinsamen können dem Darm dabei helfen sich zu regenerieren. Der Betroffene sollte am Tag mindestens 1,5-2 l trinken, um den Körper und besonders auch den Darm mit ausreichend Flüssigkeit zu versorgen.

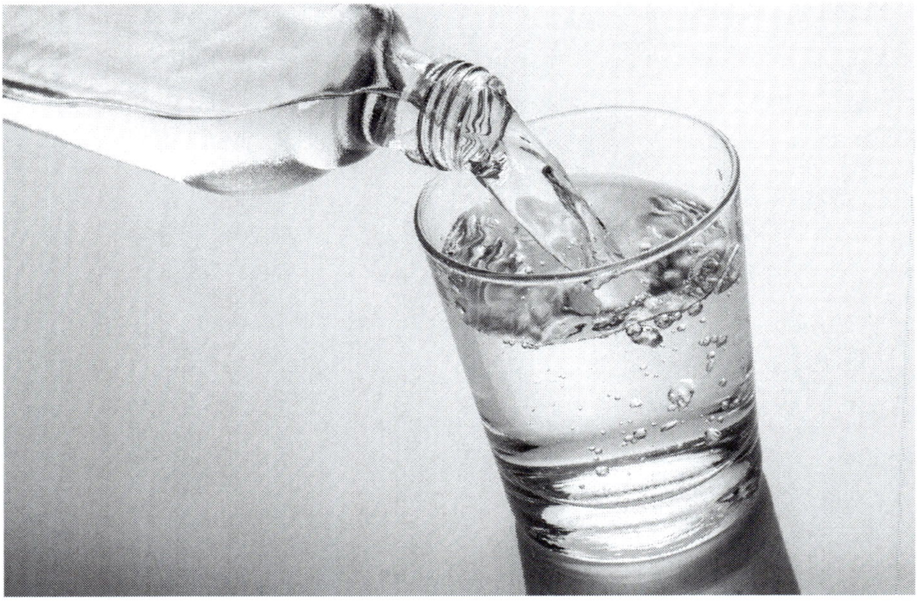

Folgendes sollte bei der Ernährung beachtet werden:

- nicht scharf essen
- auf Süßigkeiten verzichten
- auf Alkohol verzichten
- auf Kaffee verzichten (oder stark reduzieren)

Hygiene

Auch eine gründliche Hygiene ist sinnvoll um Hämorrhoiden vorzubeugen. Wichtig ist, dass die Hygiene sanft durchgeführt wird.

Um eine Reizung der Analregion zu vermeiden, sollte mit dem Toilettenpapier nicht stark gerieben werden, sondern lediglich vorsichtig abgetupft werden. Eventuell hilft es, das Toilettenpapier zu befeuchten. Feuchte Toilettenpapiertücher aus dem Einzelhandel sind nicht zu empfehlen. Diese sind häufig mit zu vielen Parfümstoffen oder mit Alkohol versehen. Sie würden die sensible Haut nur zusätzlich reizen.

Beim Baden oder Duschen sollte eine seifenfreie Waschlotion benutzt werden.

Wäsche

Es sollte vermehrt darauf geachtet werden, nur noch Baumwollunterwäsche zu tragen. Sie nimmt den Schweiß besser auf und ist verträglicher bei gereizter Haut.

Soforthilfe bei akuten Beschwerden

Aloe Vera

Eine Salbe mit einem Aloe Vera Anteil kann intern oder extern angewendet werden. In Form eines Pflegestiftes kann es Verstopfungen verhindern. Das Aloe Vera Gel hingegen hat eine desinfizierende und besonders kühlende Wirkung.

Aloe Vera lindert den Juckreiz und sorgt dafür, dass eine entzündete Hämorrhoide besser abheilt.

Eichrinde

Das Extrakt der Eichrinde unterstützt die Schleimhaut bei der Wundheilung und ist entzündungshemmend. Es gibt dieses Extrakt in Form von Salben, Lösungen für Sitzbäder oder für Umschläge. Das Präparat kann in jeder Apotheke erworben werden.

Johanniskraut

Auch das Johanniskraut, lässt sich ähnlich wie Aloe Vera, intern oder extern anwenden.

Kamille

Wirkt besonders entzündungshemmend. Man kann Kamille direkt auf die Hämorrhoide aufbringen oder ein Sitzbad machen.

Schwedenkräuter

Sind eine Zusammenstellung aus den verschiedensten Kräutern und haben eine heilende Wirkung. Sie lassen sich innerlich und äußerlich aufbringen.

Apfelessig

Diese Subtanz kann Irritationen im Bereich der Hämorrhoide lindern und die Schwellung rückgängig machen. In der Regel wird der Essig auf eine Kompresse oder einen Wattebausch gegeben und ausgedrückt. Zu Beginn kann es ein wenig brennen, aber es lindert den Juckreiz schnell.

Flohsamen

Sie sind ein wahrer Alleskönner, wenn es um Verstopfungen geht. Sie gehören zu der Gruppe der Ballaststoffe und quellen erst im Darm auf. Somit binden sie Schadstoffe und können diese isoliert aus dem Körper führen.

Ingwer

Wirkt entzündungshemmend und kann zum Beispiel fein in ein Sitzbad gerieben werden oder als Tee getrunken werden. Es legt sich gerade beim Sitzbad eine feine ölige Schicht über die Hämorrhoide.

Kartoffeln

Sie wirken ebenfalls entzündungshemmend und kühlen die gereizte Region. Dazu schält man eine rohe Kartoffel, schneidet sie in Scheiben oder reibt sie. Der Kartoffelsaft reduziert das Brennen und sollte auf einen Tupfer aufgebracht an die Hämorrhoide gehalten werden.

Knoblauch

Er sorgt dafür, dass die Venen elastischer werden und beugt Verstopfungen vor. Unter anderem lindert es den Juckreiz und wirkt desinfizierend. Durch ein direktes Auflegen kann der Betroffene eine Erleichterung spüren.

Joghurt und Quark

Probiotischer Joghurt und Quark regen die Verdauung an und sind daher empfehlenswerte Nahrungsmittel bei einem Hämorrhoidalleiden. Aber auch als kühlende Kompresse lindern Joghurt und Quark akute Beschwerden.

Die verschiedensten Techniken

Sitzbäder

Sie sollten stets mit warmem Wasser durchgeführt werden. Ein Sitzbad kann die Beschwerden lindern und bei der Hygiene behilflich sein. Sie sollten zwei Mal täglich angewendet werden, allerdings nicht länger als fünf Minuten.

Dampfbad

Am besten funktioniert das Dampfbad, wenn man ein stabiles Brett über einen Eimer legt und diesen Eimer mit einer heißen Substanz füllt, sodass der Dampf aufsteigen kann. Das Prinzip ist ähnlich wie beim Inhalieren.

Kompressen

Meist helfen auch Kompressen die mit einigen Kräuter getränkt sind. Sie können direkt aufgelegt werden.

Badezusätze

Auch einige Zusätze können durchaus empfehlenswert sein. Sie desinfizieren die Umgebung und sorgen dafür, dass sich das Gewebe zusammen zieht.

Die Komplikationen

Sollte ein Hämorrhoidalleiden des vierten Grades vorliegen, ist die Hämorrhoide permanent außerhalb des Darms. Durch das Wischen mit Toilettenpapier kann die Hämorrhoide gereizt werden und es können sich nässende sogar ekzemartige Veränderungen bilden. Auch Geschwüre, sogenannte **Analfissuren** entstehen dann häufiger.

Durch den Stuhlgang können Infektionen der Hämorrhoide entstehen und es bilden sich **Analfisteln**. Analfisteln sind entzündete Gänge, die in das Becken, den Mastdarm oder zur Haut führen können und kleine Tunnel durch den Körper “graben“.

Durch ein unbehandeltes Hämorrhoidalleiden kann es zu einer starken sogar arteriellen **Blutung** kommen. Besonders Menschen mit einer Bluthochdruckerkrankung sind gefährdet.

Durch das stetige Abschnüren der Hämorrhoide kann eine **Thrombose** entstehen.

Ebenso kann das **Gewebe absterben**, wenn es zu lange abgeschnürt wird.

Ein Fazit

Ein Hämorrhoidalleiden kann immer wieder erneut auftreten. Eine frühzeitige Diagnostik ist wichtig, um rechtzeitig eingreifen zu können, damit keine Folgeschäden entstehen können.

Einem Hämorrhoidalleiden lässt sich oft nicht gänzlich vorbeugen, da auch genetische Faktoren eine Rolle spielen.

Es ist wichtig, für eine geregelte Stuhlentleerung zu sorgen und eine gesunde Ernährung zu zelebrieren. Viel **Bewegung**, viel **Flüssigkeit** und eine **gesunde Ernährung** helfen dabei. Der Betroffene sollte nicht viel sitzen und den Toilettengang nicht aufschieben. Wichtig ist, dass man zur Toilette geht, wenn man den Drang verspürt.

Ein Beckenbodentraining kann in seltenen Fällen ebenfalls hilfreich sein.

Leseprobe:

Darmsanierung - Der Weg zum gesunden Darm

Schonende Darmreinigung als Vorbeugung gegen Darmkrankheiten, Basis für eine erfolgreiche Gewichtsabnahme, zum entschlacken, entgiften und Stoffwechsel anregen.

..........Die Darmreinigung

Das Ziel der Darmreinigung ist es, den Darm von Schadstoffen oder Abfallstoffen des Körpers zu befreien und ihn zu reinigen. Die Darmreinigung führt dazu, dass die Bakterien, die dem Menschen schaden können, aus dem Körper ausgeschwemmt werden und Platz machen für die guten Bakterien. Eine gesunde und neue Darmflora aufzubauen sollte das Ziel jeder erfolgreichen Darmreinigung sein.
Viele Anwender berichten davon, sich nach der Darmreinigung wie neugeboren zu fühlen. Die Lebensqualität steigt, da die Menschen anfangen bewusster mit sich und ihrem Körper umzugehen. Der Wunsch nach einer Entschlackung findet immer mehr Zuwendung.

Die Gründe für eine Darmreinigung

Diese sind vielfältiger Natur. Viele Menschen unterziehen sich einer Reinigung, weil sie unter gewissen Krankheitssymptomen leiden. Einige Menschen wünschen sich einen Neuanfang und möchten ihren Körper schonend von allen "Altlasten" befreien. Der Wunsch nach einer gesunden Gewichtsreduktion sorgt ebenfalls dafür, dass der Betroffene sich mit der Darmreinigung auseinandersetzt.

Übersicht der Gründe für eine Darmreinigung:

- **Das Vorliegen von Krankheitssymptomen** (Durchfälle, Verstopfungen, Blähungen, Übelkeit, Erbrechen ect.)
- **Verdauungsstörungen**
- Eine zurückliegende Einnahme von **Antibiotikum**
- Das Einnehmen von **Medikamenten**
- Der Wunsch nach einer **Gewichtsreduktion**
- Die Sorge um die eigene **Gesundheit**
- Der Wunsch nach einer **gesünderen Lebensweise**
- **Wechseljahrsbeschwerden**
- Der Wunsch nach einer **Entschlackung**
- **Erschöpfungszustände**

Die Gründe für eine Darmreinigung sind somit vielfältig und ganz individuell.

Zusätzliche Tipps während einer Darmreinigung

Während einer laufenden Darmsanierung, sollten einige Tipps beachtet werden, damit diese Reinigung noch erfolgreicher und schneller verlaufen kann.

1. Die Ernährung
Die begleitende Ernährung sollte frei von Fast Food und Fertigprodukten sein. Die Mahlzeiten sollten frisch gekocht werden.

Es sollte darauf geachtet werden, dem Körper möglichst viele **Bitterstoffe** zuzuführen, da diese die **Leber** unterstützen. Die Leber ist das Hauptentgiftungsorgan des menschlichen Körpers. Damit sie ihre Funktion in vollem Maße ausführen kann, benötigt sie Bitterstoffe, die mit der Nahrung zugeführt werden.

Die Leber unterstützt den Körper bei der Regeneration und bei der Darmreinigung effektiv. Bitterstoffe finden sich in allen Wildpflanzen, aber auch Chicoree und Artischocken enthalten reichlich Bitterstoffe.

Mineralstoffe sollten in der Nahrung ausreichend vorhanden sein. Im Alltag begegnen uns viele Dinge, die dafür sorgen, dass unser Körper übersäuert. Dazu gehört Fast Food, Alkohol, Nikotin, Stress und einige Medikamente. Da die Nahrung, die täglich zugeführt wird, in der Regel zu wenig Mineralien enthält, ist es dem Körper nicht möglich, diese Übersäuerung zu bekämpfen. In diesem Fall greift der Körper auf die eigenen Speicher zurück und entleert diese um die Säuren ausreichend zu neutralisieren.

Jede Zelle und jeder Körpervorgang benötigt zur vollen Funktion Mineralstoffe. Gerade die Gehirn- und Herzfunktion wird maßgeblich durch diese Stoffe beeinflusst. Sind nicht genügend Mineralstoffe vorhanden, kommt es zu einer Funktionseinschränkung vieler Vorgänge im Körper.

Diese Funktionsverluste machen sich in körperlichen oder psychischen Symptomen bemerkbar. Das erste Anzeichen für einen Mangel an Mineralstoffen ist eine depressive Verstimmung. Aber auch brüchige Fingernägel und glanzloses Haar können ein Hinweis darauf sein, dass der Mensch über zu wenig Mineralstoffe verfügt.

Eine säurebildende Ernährung sollte aufgrund dessen gemieden werden.
Die Einnahme von Nahrungsergänzungsmitteln sollte mit Vorsicht genossen werden. Es empfiehlt sich, ein hochwertiges Produkt zu wählen. Durch die große Auswahl gelingt es vielen Menschen nicht, das richtige Produkt für sich zu finden. Es empfiehlt sich, dass der Anwender vorab ein Gespräch mit seinem Apotheker oder behandelnden Arzt führt. Dieses Beratungsgespräch gibt Aufschluss über das richtige Nahrungsergänzungsmittel. Gerade wenn mehrere Medikamente eingenommen werden müssen, ist ein Gespräch mit einem Mediziner von Nöten.

Ein besonders hochwertiges Nahrungsergänzungsmittel ist die **AFA-Alge**, da sie viele hochwertige Mineralstoffe enthält. Diese Alge enthält Vitamine, Eisen, Zink und Magnesium. Diese Nährstoffe sind vor allem für einen gesunden Knochenaufbau und ein funktionierendes Immunsystem von Nöten. Ebenso enthält die Alge nicht essentielle und essentielle Aminosäuren (diese sind wichtig für die Gehirnfunktion und die Funktion des zentralen Nervensystems), Carotine (Schutz vor freien Radikalen und Zellentartung) und mehrfach ungesättigte Fettsäuren.

2. Die Getränke

Es empfiehlt sich, täglich **frisch gepresste Gemüse- oder Fruchtsäfte** zu sich zu nehmen. Frisch gepresste Säfte (am Besten mit einigen Kräutern) unterstützen die Darmsanierung wirkungsvoll und sorgen für einen angekurbelten Stoffwechsel.

Der Pflanzenfarbstoff Chlorophyll erweist sich als nützlicher Begleiter. Er versorgt die menschlichen Zellen mit ausreichend Sauerstoff und spaltet Kohlendioxid auf. Chlorophyll ist imstande Schadstoffe und auch Stoffwechselprodukte aus dem Körper zu entfernen. Das Blut wird regeneriert und der Ph-Wert des Körpers wird neutralisiert.

Es sollte darauf geachtet werden, dass **viel Wasser** getrunken wird (am Besten ohne Kohlensäure). Stilles, qualitativ hochwertiges Wasser ist die perfekte Ergänzung während einer Darmreinigung.

Der Körper braucht in dieser Phase besonders viel Flüssigkeit. Dies sorgt dafür, dass die Schadstoffe schneller abtransportiert werden können.

3. Der Aufbau einer natürlichen Darmflora

Der Darm sollte nicht nur gereinigt werden. Es ist wichtig, dass der Darm die Chance bekommt, eine gesunde Darmflora aufzubauen. Zu diesem Wiederaufbau eignen sich verschiedene Präparate, die nützliche Darmbakterien enthalten.

4. Die tägliche Bewegung

Sie ist ein wichtiger Begleiter während einer Darmreinigung. Diese tägliche Bewegung kann in Form von **Sport** oder langen **Spaziergängen** stattfinden. Je mehr der Mensch sich bewegt, umso mehr wird die Darmperistaltik unterstützt und der Darm kann sich leichter reinigen.

Positive Veränderung des Körpergefühls

Ab wann sich eine Veränderung im Körper einstellt und ab wann der Mensch diese Veränderung wahrnimmt ist ganz individuell. Grundsätzlich wird die menschliche Haut und das Blut in unserem Kreislauf alle vier Wochen erneuert.

Eine spürbare Veränderung durch eine Darmsanierung kann nur dann eintreten, wenn auf eine ausreichende und konsequente Ernährungsumstellung geachtet wird.

Wenn der Anwender jahrelang zuvor Medikamente zu sich genommen hat oder ein vermehrter Alkohol- oder Nikotinkonsum stattgefunden hat, kann die spürbare Veränderung sich verzögern.

Der Erfolg einer Darmreinigung hängt von vielen Faktoren ab. Sollte der Anwender vorab besonders symptomgeplagt gewesen sein, wird er diese Veränderung stärker wahrnehmen, als jemand der diese Reinigung nur durchführt, um seinen Darm zu entschlacken.
Der Erfolg einer Darmreinigung hängt von der Dosis, der Art der Anwendung und der Dauer ab............

Für mehr Informationen zum Darm, seinen Funktionen und möglichen Funktionsstörungen empfehle ich das komplette Buch zu lesen. Es enthält außerdem noch eine **Anleitung für**

eine schonende Darmreinigung zu Hause und viele Tipps zur Darmgesundheit.

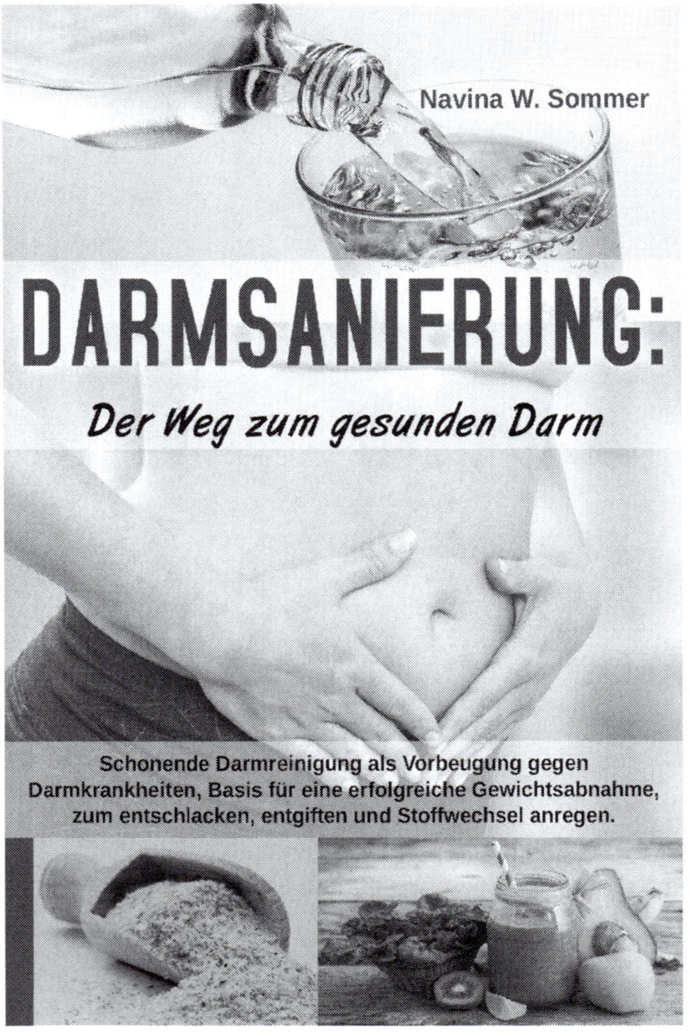

Noch ein wichtiger Hinweis:

Der Inhalt dieses Ratgebers wurde sorgfältig recherchiert. Dennoch **ersetzt er keine Beratung eines fachkundigen Arztes oder Heilpraktikers.** Die Informationen wurden nach bestem Wissen zusammengetragen, jedoch übernimmt der Autor keine Haftung für eventuelle Schäden, die aus der Anwendung der Ratschläge entstehen.

Haftungsausschluß

"Die Verwendung der Informationen in diesem Buch und die Umsetzung derselben erfolgt ausdrücklich auf eigenes Risiko. Der Autor kann aus keinerlei Rechtsgrund die Haftung übernehmen. Haftungsansprüche gegen den Autor für Schäden jeglicher Art die durch die Nutzung der Informationen in diesem Buch enstanden sind, bzw. durch die Nutzung fehlerhafter und / oder unvollständiger Informationen verursacht wurden, sind ausgeschlossen. Folglich sind auch Rechts- und Schadenersatzansprüche ausgeschlossen. Der Inhalt dieses Werkes wurde mit größter Sorgfalt erstellt und überprüft. Der Autor übernimmt keine Gewähr und Haftung für die Aktualität, Korrektheit, Vollständigkeit und Qualität der bereitgestellten Informationen. Druckfehler können nicht vollständig ausgeschlossen werden. Weiterhin beruht der Inhalt dieses Werkes auf persönlichen Erfahrungen und Meinungen des Autors. **Der Inhalt darf nicht mit medizinischer Hilfe verwechselt werden.**"

Impressum

1.Auflage (05/2018)

Kontakt: Verena Matzke, Käthe-Kollwitz-Str. 38, 50181 Bedburg
Fotos: Fotolia
Datei: #56193722 | Urheber: absolutimages
Datei: #136928428 | Urheber: Henrie
Datei: #60831467 | Urheber: bilderzwerg
Datei: #158475427 | Urheber: logo3in1
Formatierung: Navina W. Sommer

29128492R00025

Printed in Poland
by Amazon Fulfillment
Poland Sp. z o.o., Wrocław